EMPIEZA TU DÍA CON CARA FELIZ

BY

ARSLAN AKHTAR

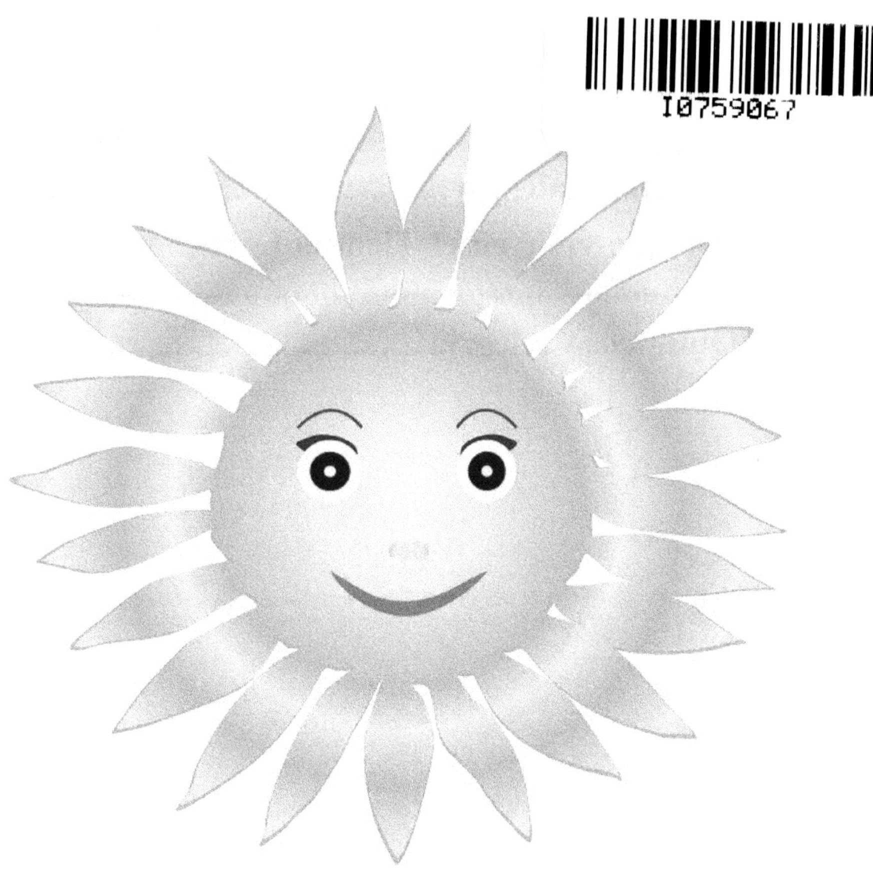

Contenido

Presentación

Aquí y allá hacemos arreglos emocionales que se supone que darán alegría a nuestras vidas, ya sea una escapada, una graduación o una boda.

En cualquier caso, los placeres básicos de la vida son aquello en lo que podemos confiar para proporcionarnos una euforia constante. En el momento en que apreciamos y participamos en las cosas sencillas, la apreciación que sentimos se extenderá a otras regiones también. Estas son algunas de las delicias sencillas que realmente merecen la pena tratar de encontrar con frecuencia.

Hierba recién cortada

El césped recién cortado es encantador por todas partes. El olor y la sensación bajo tus pies descubiertos son nuevos y animan las facultades. Trate de encontrar esto esencialmente un par de veces al año, ya que las condiciones climáticas lo permiten.

Dar y recibir sonrisas

¿Qué método superior para encontrar una alegría básica por nada? Da sonrisas no solo a tus compañeros, sino también a extraños arbitrarios con los que te cruzas en la ciudad.
Te sorprenderá lo bien que se siente ver primero la conmoción de los demás y luego su propia sonrisa en consecuencia.

La fiebre de las endorfinas a raíz de hacer ejercicio

En el momento en que resuelves de manera difícil, obtendrás un subidón de endorfinas como premio. Estas sustancias sintéticas comunes y cálidas se aseguran de iluminar su día. En la primera parte del día, trate de usar esta energía de endorfinas para ayudarlo a ser especialmente útil durante el resto del día.

Participar en su alimento número uno

Independientemente de si su comida número uno no es particularmente buena, permítase comerla de vez en cuando. La sensación de tu alimento tan preciado te dará un pequeño aumento de alegría. Los estudios han demostrado que suponiendo que rechaces un alimento específico durante un período de tiempo específico, será mucho más agradable la próxima vez que lo pruebes, así que utiliza este truco para que tu cena número uno tenga un sabor muy superior al habitual.

Taza caliente de espresso o té

Algunos de nosotros logramos nuestro espresso o té todos los días. En cualquier caso, cuando es una propensión cotidiana, puede dar mucho placer. Mientras prueba su bebida de decisión, encuentre la oportunidad de participar en cada pieza.

Hacer mensajeros sagrados de nieve

Esto no es sólo para los jóvenes. Ponte ropa cómoda y esencialmente cae en la nieve. Tener una perspectiva sin sentido sobre esto no demolerá la experiencia, simplemente abraza la sensación de diversión sin culpa que puede traer la creación de mensajeros sagrados de nieve.

Riendo hasta que dañe

La risa es como la medicación. Todo el mundo debería tener la oportunidad de reírse hasta que duela al menos una vez al día. Ya sea con un compañero que pueda componer una sátira o viendo una película decente, obtén algo de margen para liberarte de la presión.

Conseguir un masaje en la espalda

Si nunca te han dado un masaje en la espalda, échale un vistazo. Esta hora de total relajación hará que tus dificultades se sientan como si se estuvieran disolviendo sin cesar. Numerosas personas incluso están calificadas para amasar a través de beneficios laborales.

Paseando bajo el aguacero

Pasear bajo la lluvia es una de las alegrías sencillas más asombrosas de la vida. Vístase abrigado y salga sin importar el paraguas. Permita que el aguacero le salpique la cara mientras camina, y asegúrese de rebotar en no menos de un charco solo porque sí.

La tontería costosa es perfecta, sin

embargo, puede ser difícil de encontrar. En lugar de esperar su próxima escapada, disfrute de una de estas delicias sencillas. Al descubrir cómo ver el valor en los detalles que se pasan por alto fácilmente cerca de usted, obtendrá una satisfacción extraordinaria todos los días.

CAPÍTULO 1:

¿Realmente quieres que el efectivo esté contento?

Como dice el adagio, "El efectivo no puede comprar tu alegría". ¿O puede? Tener una cantidad adecuada de dinero en efectivo ciertamente puede reducir la presión, pero tener un exceso de dinero no lo hará más feliz que cualquier otra persona.

Con todo, ¿podría el efectivo en cualquier momento comprarle alegría o no? Las siguientes son un par de consideraciones a contemplar con respecto al asunto.

El efectivo puede comprarle una medida restringida de satisfacción

Los estudios han demostrado que, de hecho, tener suficiente dinero en efectivo para hacer frente a sus problemas y los de su familia da alegría. Las personas que viven en la indigencia son, en general, menos dichosas que aquellas cuyas necesidades están satisfechas. Tener la opción de hacerse cargo de sus facturas y llegar al punto de exprimir económicamente lo ayudará a triunfar cuando se trata de sentirse feliz.

La sobreabundancia de efectivo no se acerca a la alegría de la abundancia

Tener más efectivo del que realmente desea, sea como fuere, no le dará alegría adicional. El efectivo y la alegría no son relativos. No se garantiza que alguien con suficiente dinero para comprar una casa enorme y algunos vehículos tenga más satisfacción que una persona más con exactamente lo que necesita.

El efectivo trae tensiones

propias

Hay presión que acompaña a tener dinero en efectivo. Ya sea que tenga un poco o mucho, probablemente esté familiarizado con esta presión. Existe la presión de darse cuenta de que quiere gastar lo que tiene admirablemente, así como la forma en que las personas con procesos de pensamiento ulteriores se sienten atraídas por las personas que son económicamente ricas.

No de lo que entra sino de lo que sale

No es realmente cuánto dinero ganas lo que garantiza tu satisfacción, sino en qué lo estás gastando y hacia dónde se dirige en el plan de salida. Hay algunos estándares para usar efectivo que pueden ayudarlo a sentirse más satisfecho. Dónde pones tu dinero y quién lo recibe puede tener un efecto sobre si adquiriste algo al tenerlo.

Gastar en encuentros, no en cosas

Comprar más cosas no está demostrado para cumplir con un individuo. A pesar de que invertir recursos en cosas que durarán parece ser un movimiento astuto, se concentra en mostrar que generalmente nos conformaremos con lo que recibimos. Tener estas cosas no sigue dando alegría ilimitada.

Estamos obligados a tener felicidad a largo plazo cuando se gasta dinero en encuentros que nos darán recuerdos duraderos. Ya sea que esto implique viajar solo o con su familia, o hacer tiempo para hacer algo divertido de vez en cuando... asegúrese de hacer encuentros en lugar de comprar algo que esencialmente desaparecerá a largo plazo.

Parte con eso

Dar es posiblemente lo más gratificante que puede hacer con su dinero. Ya sea por una causa noble o un compañero sin suerte, descubra cómo ofrecer a cambio y ofrezca lo que tiene. Este es un método de gasto que traerá premios individuales a largo plazo.

La respuesta corta es no; no necesita molestarse con dinero en efectivo para estar contento. Sin embargo, el dinero en efectivo puede ser útil para prevenir la presión que puede disminuir la alegría que tienes. Independientemente de la cantidad de dinero que tenga, utilice estos consejos para ayudarlo a lograr el nivel de alegría que desea y continuar con una existencia diaria rebosante de felicidad.

CAPITULO 2:

Trate de no transpirar el poco

Todos hemos oído que no debemos transpirar las cositas. Permitirse preocuparse por los detalles aparentemente insignificantes de la vida es una de las mejores formas de traer dolor superfluo al camino de la vida.

Podemos evitar una tonelada de sentimientos pesimistas, e incluso condiciones médicas, básicamente aprendiendo a no permitir que los detalles que se pasan por alto fácilmente nos afecten.

Centrarse en la perspectiva superior

Cuando suceda algo pequeño que te haga sentir furioso, contrasta la importancia del segundo con tanta distracción que se arremolina en tu propia vida y en tu entorno general. Es posible que haya derramado su reproductor de pasteles en el piso una hora antes de que se espere que lleguen sus visitantes. ¿Tus amigos realmente te apreciarán y participarán en la noche sin importar si tienes un pastel recién calentado para ellos? Siempre que esto sea cierto, tal vez deberías invertir tu esfuerzo en algo que no sea castigarte por esta pequeña confusión.

Recuerde que nosotros como un todo cometemos errores

Cuando algo pequeño tome medidas para aniquilar su mentalidad y perspectiva edificante, reflexione sobre la forma en que nadie es perfecto. Ya sea que sea usted mismo u otra persona quien creó la circunstancia que se siente como un choque de trenes, recuerde que los deslices son una parte típica de la vida que le sucede a todos. Trate de no permitir que un horrible segundo lo abrume.

disculpar a otros

Es muy posible que sea difícil disculpar a otra persona cuando parece que te ha traído trabajo y estrés adicionales. En el momento en que alguien choca contra su vehículo, es posible que se sienta tentado a atacarlo verbalmente. En cualquier caso, haga una pausa y piense en cómo se sentiría estar en su situación. Trate de no actuar y sentir que nunca ha cometido un error, pero elija la compasión.

discúlpate

Perdonar a otros puede ser un asunto sencillo en contraste con excusarnos a nosotros mismos. Hay muchos momentos en los que nos tratamos peor de lo que jamás permitiríamos que un compañero nos trate.

Cuando esté luchando por excusarse, considere cómo lidiaría con una confusión similar hecha por un viejo amigo. Haga una pausa y piense antes de acosarse a sí mismo, y piense en buscar ayuda profesional en caso de que no pueda detener una fuente de consideraciones negativas cada vez que no acierta con respecto a la perfección.

Preguntar si importará en la década

En general, tenemos problemas y, en su mayor parte, en ese momento, cualquier problema parece ser enorme. Sin embargo, la perspicacia generalmente no es la realidad y, en última instancia, depende de nosotros colocar lo que está sucediendo en el punto de vista para que podamos manejar adecuadamente lo que venga en nuestra dirección.

Cuando ocurra algo negativo en su vida, pregúntese si importará en una década. En caso de que no lo haga, déjalo ir. Asumiendo que alguien te da el dedo medio en el atasco de la hora pico, es posible que te sientas tentado a enloquecer, pero simplemente no vale la pena el esfuerzo. Guarda tus sentimientos para cosas como la realidad que cambia y merecen tu enfoque indiviso.

Cuando algo sale mal, tienes dos opciones. Puedes caer en una furia o dejarla ir. Ir con la decisión de no transpirar las cosas pequeñas le dará una alegría innovadora y apreciará su propio cambio en el contexto.

CAPÍTULO 3:

¿Qué tan feliz dirías que eres?

- Consultas para plantearse a sí mismo

Un anhelo de estar contento es algo que casi todo el mundo comparte en términos prácticos. Sin embargo, generalmente es difícil hacer feliz, ni concluir si estás alegre cuando crees que deberías estarlo en esa perspectiva específica.

Cada vida tendrá altibajos, por lo que es útil si tenemos un control por el cual decidir si hemos logrado la alegría.

¿Me despierto lleno de energía para el día?

Esta es una indicación de su satisfacción

interna. ¿Te levantas todas las mañanas preparado para afrontar el día o te sientes inquieto y desafortunado? Es difícil estar contento si se está poniendo en marcha todas las mañanas de manera negativa.

¿Anticipo mi ocupación fundamental?

Ya sea que esté trabajando, yendo a clase o logrando algo diferente... debe sentir una sensación de expectativa cuando reflexiona sobre estar allí. Hay ciertas cosas que debemos hacer, como pagar el contrato de arrendamiento, por lo que su elección de trabajar puede no ser una opción. Usted, sea como fuere, tiene una opción con respecto a dónde trabaja. Si pudieras prescindir de él, cámbialo.

¿Participo en personas con las que invierto una gran parte de mi

energía?

Las personas con las que invierte la mayor parte de su energía son las personas que tendrán el mejor impacto en usted. Asumiendo que están enojados, disuadidos y necesitan inspiración, lo más probable es que al final te conviertas en un tipo similar de persona. Si sus compañeros no son inspiradores, busque nuevos. Invierta su energía adicional con las personas que harán que su vida sea más eufórica y lo ayudarán a crear recuerdos positivos que le darán alegría a largo plazo.

¿Me gusta quién soy?

Una parte fundamental de la alegría es preferirse y apreciarse a sí mismo por lo que es su identidad. En el caso de que no lo haga, entonces querrá averiguar por qué. Implemente mejoras vitales y luego decida apreciarse a pesar de sus defectos.

¿Temo o anticipo mi futuro?

Joy incorpora tener una perspectiva segura y segura sobre su futuro. Vivimos en tiempos cuestionables, pero eso no significa que debamos experimentar constantemente el temor. Desarrolle su confianza de pequeñas maneras y piense en guiar en caso de que sienta más que una presión periódica cuando reflexione sobre el futuro que se avecina.

¿Me doy cuenta de la razón de mi vida?

Todo el mundo tiene una razón de existencia diaria. Hay algo en ti que te convierte en un regalo novedoso para el mundo. En el caso de que aún no hayas encontrado esto sobre ti mismo, tu confianza perdurará, al igual que tu alegría. Existen numerosas encuestas y libros comprometidos con encontrar el motivo de tu vida.

Considere la administración del dinero como su oportunidad de obtener más información y encontrar lo que lo hace sentir más satisfecho a lo largo de la vida cotidiana.

Ser dichoso definitivamente no es un anhelo sin sentido. Es esencial saber cómo estás conectado y las cosas para estar contento contigo mismo y con tu vida. Al plantearte estas preguntas y luego hacer una pausa por un minuto para reflexionar sobre tus respuestas, estarás bien encaminado hacia una existencia de alegría genuina.

CAPÍTULO 4:

La conexión entre la comida y la satisfacción

¿Tenías idea de que la comida puede influir significativamente en tu estado de ánimo, para bien o para mal?

En lo que respecta a la satisfacción y todas y cada una de las áreas de su vida, la comida tiene la capacidad de doler o recuperarse. Al averiguar qué variedades de alimentos elegir y evitar, realmente querrás ayudar a tu cuerpo y a tu mente, y abrazar la felicidad.

Fuentes de alimentos para levantar la alegría

Entonces, ¿necesita utilizar lo que la fuerza vital de la tierra trae a la mesa para ayudar a su mentalidad? Empiece a buscar variedades de alimentos con alto contenido de grasas sólidas. Nuestros cerebros dependen de estas grasas, como las grasas insaturadas omega-3, y son importantes para el estado de ánimo y el desarrollo de la felicidad al permitir que las células nerviosas se comuniquen con mayor eficacia.

Las nueces, las semillas de calabaza y el aceite de pescado son una excelente forma de consumirlos. Se ha demostrado que las grasas insaturadas omega-3 son esencialmente tan efectivas como los medicamentos estimulantes normales con respecto al dolor.

Las bayas son otra excelente manera de ayudar a su alegría. Contienen antocianinas, que son útiles para su cerebro ya que respaldan su capacidad. Las naranjas, los pimientos crudos y el kiwi tienen un alto contenido de ácido L-ascórbico que combate la presión. Las verduras mixtas respaldan su admisión de ácidos fólicos y, sorprendentemente, se sabe que el chocolate negro es un potenciador positivo del estado de ánimo. Los plátanos y los dátiles se encuentran fácilmente como fuentes de alimentos que se sabe que influyen enfáticamente en los niveles de serotonina.

Su estado de ánimo y su capacidad mental también se ven muy afectados por la sequedad, así que asegúrese de mantenerse hidratado bebiendo mucha agua.

Variedades de alimentos que te deleitarán

El azúcar es el principal alimento para evitar asumir que desea estar satisfecho. El azúcar te prepara para un torrente de energía rápido y engañoso cuando sientes el subidón de azúcar, que luego es seguido por un accidente. El azúcar también puede dañar su estructura insensible y causar desánimo.

Se sabe que el espresso provoca malestar, lo que también te negará la euforia. El trigo evita que se cree serotonina, por lo que aumenta la tristeza. El licor está relacionado con la irritabilidad, y aunque algunas personas se sienten brevemente eufóricas después de consumirlo, la inclinación en su mayor parte se convierte en cinismo.

Mejoras a tener en cuenta

Se ha demostrado que el ácido L-ascórbico disminuye el cortisol, que es el químico que causa presión. Excepto si está obteniendo una cantidad significativa de este nutriente de su rutina de alimentación, una mejora diaria es inteligente.

Dado que la falta de ácido fólico se ha relacionado con el desánimo, debe pensar en tomar una mejora. Las grasas insaturadas omega-3 y la vitamina B12 también son útiles para ayudar a un estado de ánimo característico. Los suplementos que lo ayudarán a controlar los deseos indeseables incluyen complejo de vitamina B, Co-Chemical Q10 y resveratrol.

Dado que la comida afecta tu temperamento, debes, con toda seriedad, usarla a su máxima capacidad. En lugar de simplemente elegir su cena en vista de lo que quiere en este momento, transforme su plato en un arma poderosa que luchará contra la tristeza y la tensión, y fabricará y se mantendrá al día con su alegría.

Mereces la oportunidad de sentir felicidad, y al alterar tus patrones dietéticos puedes cambiar por completo para mejorar las cosas. Elija su estado de ánimo eligiendo su comida y vea la diferencia que hace.

CAPÍTULO 5:

Siete mantras para construir tu alegría

Hay numerosas formas en las que puedes expandir tu alegría y algunos engaños que no necesitan mucha preparación o esfuerzo.

Nuestras palabras tienen poder, y al repetir mantras a lo largo del día, descubrirá que sentirse alegre comienza a funcionar fácilmente para usted. Los siguientes son siete mantras que, cuando se repiten con frecuencia, pueden transformarte.

soy asombroso

Estas tres palabras pueden ayudar a evitar que caigas en una recesión de autodesprecio. Un número excesivo de personas no los tienen en cuenta y no recuerdan que son asombrosos, hermosos y únicos. Repite este mantra con frecuencia para que las palabras te lleguen cuando más las desees.

Estoy agradecido

El agradecimiento es un cierto método para adquirir dicha. En el momento en que estás agradecido, realmente estás tratando de ayudarte a recordar las cosas beneficiosas en tu vida diaria. Por lo tanto, esta perspectiva edificante atrae cosas mucho más beneficiosas.

Me amo constantemente

Una de las ilustraciones más significativas de la vida es apreciarnos a nosotros mismos. Si sientes que no has llegado exactamente a un lugar de plena autoestima y consideración, repite estas palabras hasta que lo hagas. Asumámoslos cuando estés satisfecho contigo mismo, así como cuando estés iracundo y frustrado contigo mismo.

Soy un imán para las cosas beneficiosas

Aceptar que las cosas beneficiosas y las circunstancias positivas van en tu dirección, realmente los ayudará a hacerlo. Considerarte un imán para todo lo asombroso atraerá esas cosas hacia ti. Tu valentía y tu alma positiva atraen lo que emiten, y verás que tu vida mejora a medida que repites este mantra con frecuencia.

Atraigo personas sanas a mi vida

De hecho, incluso en las mejores condiciones, algunas personas inaceptables nos impedirán llegar hasta el final. Haga círculos que sean seguros y positivos de manera similar a usted. Mantente alejado del espectáculo y repite este mantra para ti mismo cuando te sientas tentado a dejarte absorber por la energía negativa de alguien.

Puedo hacer cualquier cosa en la que ponga mi energía

Poner valor en ti mismo y creer en lo que puedes lograr te beneficiará. En el momento en que te das cuenta de que puedes hacer cualquier cosa en la que pongas tu energía, encontrarás felicidad ilimitada en esa información. Expresa estas palabras cuando estés luchando por cambiar lo que está pasando y date cuenta de que tienes el poder que se necesita para hacerlo.

Tengo una razón

Independientemente de cuánto dinero gane una persona o de la cantidad que logre, la vida se sentirá intrascendente y vacía sin un sentido de dirección. Hay muchos libros escritos sobre el tema que pueden ayudarlo a analizar su vida y descubrir cuál es su intención particular.

Reflexiona sobre las cosas que amas y te atraen, y lo que te proporciona tu sensación más notable de satisfacción. Traes algo excepcionalmente grandioso a la mesa para el mundo, y este mantra te ayuda a recordar esa realidad.

Nuestras palabras tienen mucha fuerza y los mantras son un método increíble para mostrarnos el camino a la satisfacción. En el momento en que utilice sus palabras para traer cosas positivas a su vida, encontrará alegría. Repita estos mantras y descubra qué distinción harán para usted.

CAPÍTULO 6:

carácter y alegría

Aparentemente, ciertos individuos son más alegres que otros. Por lo general, los individuos no tienen vidas sencillas, por la misma razón. Las personas que son dichosas parecen tener factores específicos que la necesidad de otro singular.

Una variable inequívoca es el tipo de carácter. ¿Cómo puede influir en la cuestión de la alegría individual? Los siguientes son un resumen de las cualidades del carácter y lo que significan para su sensación de prosperidad.

compulsividad

Aquellos tipos de carácter que se inclinan hacia la compulsividad correspondiente a sí mismos y a otras personas, tienden a ser menos alegres que los individuos que toleran más resultados diferentes. Si bien un riguroso disfrutará de lo bien hecho, estará restringido debido a su atención cercana en la siguiente gran tarea.

En el momento en que descubras cómo participar en el proceso en lugar de sujetarte a un estricto conjunto de reglas, tu alegría crecerá.

soñando

Los visionarios, en la mayoría de los casos, serán dichosos. A pesar del hecho de que los visionarios a menudo pueden inclinarse por demorarse, lo que genera presión, siempre hay algo con lo que soñar nuevamente después de que la presión ha pasado.

Si normalmente no somos concebidos de esta manera, podemos obtener algunos conocimientos significativos de los visionarios mientras buscamos alegría en la vida cotidiana. Contempla lo que deseas profundamente e invierte un poco de energía todos los días participando en la posibilidad de esa misma cosa, y verás el deleite que se puede rastrear en esta actividad sencilla.

Asociación

Las personas cuyos personajes tienden a estar coordinados tienen mucho a su favor, pero es posible tener una sobredosis de algo que de otro modo es bueno incluso por aquí.
El significado está en equilibrio. Esté demasiado centrado en la asociación y se perderá las pequeñas sutilezas que deberían disfrutarse al final. Al ser demasiado complicado, nuevamente, se encontrará con la insatisfacción de usted mismo y de otras personas cuando las cosas no salgan como se esperaba.

Encuentre un compromiso justo y

decida arreglarse lo suficiente para que las cosas funcionen de manera más efectiva.

Energía

La energía es un atributo de carácter que influye totalmente en la propia satisfacción de uno. Ciertos individuos son traídos al mundo con una propensión a esta cualidad, mientras que otros necesitan esforzarse por no vivir en el cinismo.

Independientemente del lado por el que te inclines normalmente, busca decisiones que te hagan responder de manera positiva y que construyan tu confianza durante el tiempo que pases en la vida. Descubrirá que la satisfacción le llega normalmente cuando permite que su energía cambie de negativa a positiva.

viviendo en el tiempo

Puedes ser una persona extrovertida o un solitario, pero seas lo que seas, puedes decidir vivir en ese momento. Simplemente continuamos con nuestra vida durante un tiempo, y encontrar satisfacción incluye estar completamente presente en cada paso del viaje.

Ciertas personas ven esto como algo más fácil de hacer, y otras realmente necesitan intentarlo. Cualquiera que sea su propensión regular, tome la decisión de hacer todo con seriedad para que no se arrepienta de nada y pueda encontrar una profunda satisfacción.

No podemos cambiar nuestro carácter, pero podemos beneficiarnos unos de otros. Individuos con varios caracteres y cualidades de carácter tienen una tendencia característica tanto hacia como hacia la felicidad. Tome el carácter que se le ha dado y luego dirija su energía para llevar una vida alegre de la manera más efectiva que se pueda concebir.

CAPÍTULO 7:

Por qué vivir en el Tiempo te hace más feliz

En general, sabemos que vivir en el pasado puede arrastrar a una persona hacia abajo, pero ¿por qué? Además, ¿qué se podría decir acerca de vivir de aquí en adelante?

Queremos equilibrio, pero vivir en ese momento es algo en lo que debemos concentrarnos, suponiendo que vamos a tener existencias alegres. Se ha demostrado que vivir en ese momento es la forma más efectiva de volverse y permanecer dichoso. Aquí está la razón.

No podemos cambiar el pasado

Casi todos nosotros nos lamentamos de algo de antes, pero no hay forma de transformarlo. En lugar de desperdiciar nuestros minutos y energía en el duelo por circunstancias que son un recuerdo lejano y que en este momento no están en ese estado de ánimo para transformar, podemos utilizar la energía para mejorar lo que está sucediendo. Obtenga lo mejor de un tiempo anterior y luego continúe.

No podemos prever lo que está en el horizonte

Trate de no estresarse por el futuro, ya que no puede prever lo que traerá. Puede planificar parcialmente, y ser desafortunado con lo que depara el mañana solo generará estrés que se sumará a la salud y los problemas mentales.

Vive el momento y decide hacer del presente tu concentración. En lugar de temer las repercusiones que sus decisiones traerán a su futuro, tome decisiones a la luz de lo que es grandioso en su vida en este momento a partir de ahora. Esto disminuirá las inclinaciones hacia el dolor y el temor.

Te da el poder de estar disponible

Cuando contemplamos el pasado o el futuro más que el presente, nos alejamos flotando sobre la base de la decencia común ante nuestros ojos. Tal vez su presente incluya un proyecto de trabajo que requiera su enfoque y energía indivisos. Tal vez su regalo incluya niños pequeños con mocos que necesitan que les pongan el almuerzo en la mesa.

En el momento en que aceptes tu presente por completo, obtendrás más de la existencia que tienes. Por fin puede dejar de socavar su euforia actual con temor a lo que podría suceder de inmediato, o la culpabilidad de las decisiones que ya están en el pasado.

Estén agradecidos por las apariencias ante ustedes ahora, y por las valiosas puertas abiertas que están golpeando en su entrada en este momento. Los minutos que descubras cómo amar mejorarán tu futuro con los cálidos recuerdos que transmitirás allí, y no te arrepentirás de nada por el centro perdido.

Tener un punto de vista decente

Significa bastante aceptar las circunstancias actuales. Tener un centro justo también es significativo. Cuando contemple el futuro, haga los arreglos que sean necesarios para participar en ese momento más tarde, porque en algún momento el futuro será "en ese momento". No dejes de anticipar el futuro, pero no permitas que consuma tu vida de manera desafortunada. El equilibrio es vital y te ayudará a no sentir presión debido a una cantidad excesiva de focos en una región.

Vivir en ese momento es posiblemente lo mejor que puedes lograr por ti mismo. La alegría se logra cuando decidimos vivir y apreciar dónde estamos en este momento, en lugar de suspirar por algún otro entorno general. Al usar el tiempo y la existencia que se les da mucho presente, conocerán la satisfacción genuina.

CAPÍTULO 8:

Químicos y Alegría

Químicos... sin duda no reciben mucha atención en ocasiones. ¿Cómo necesitarían gestionar la satisfacción?

De hecho, los productos químicos juegan un papel importante en esta tendencia, y estamos listos para averiguar qué factores juegan aquí y cómo podemos beneficiarnos de ellos.

Cómo funcionan los productos químicos

Los productos químicos son extraordinarios mensajeros sintéticos que controlan la gran mayoría de los ciclos del cuerpo. Los órganos endocrinos hacen estos correos extraordinarios y nuestro cuerpo depende de ellos para funcionar adecuadamente.

La forma en que tratamos nuestros cuerpos y las sustancias con las que nos rodeamos tiene un efecto en cómo estos químicos pueden ayudarnos. Al darnos cuenta de lo que hacen y cómo podemos ayudarlos en el cuidado de su negocio, estaremos más cerca de nuestro objetivo de satisfacción.

¿Qué productos químicos están relacionados con la satisfacción?

Hay algunos productos químicos que pueden apoyar la satisfacción de uno. El primero incorpora serotonina, oxitocina y dopamina.

La serotonina se ha vuelto muy notable últimamente. Es una sinapsis, que toma mensajes comenzando con una parte del cerebro y luego con la siguiente. La serotonina es vital para prevenir la melancolía y otros comportamientos disfuncionales, y los problemas ocurren cuando se carece de esta sustancia química o cuando no se puede cuidar de ella.

La oxitocina se conoce como el "químico del amor" y tiene varias funciones, que incluyen ayudar a las personas a trabajar en sus habilidades interactivas y limitar la aprensión.

La dopamina es otra sinapsis, y se activa cuando ocurre una situación positiva y sorprendente, razón por la cual es conocida por su función de ayudar a la mente a conocer las remuneraciones.

Formas normales de ajustar sus productos químicos

Los productos químicos deben mantener un buen equilibrio para permitirle trabajar a niveles ideales. Un poco o demasiado de cualquier químico causará problemas de salud a corto y largo plazo. Dado que nuestra satisfacción depende de esto, somos inteligentes para hacer un esfuerzo valiente para encontrar un buen arreglo para cada uno de los químicos en nuestro cuerpo, para establecer un clima que ayude a sentirnos mejor.

Una forma importante de mantener sus sustancias químicas en perfecto equilibrio y rendimiento es descansar lo suficiente todas las noches, hacer ejercicio regularmente y prescindir de los venenos de su vida cotidiana. Limite la presión en su vida tanto como sea razonable esperar y evite las píldoras para la prevención de la concepción si es posible.

Variedades de alimentos para ajustar sus productos químicos

Los alimentos asumen una parte importante aún por determinar de los productos químicos. Existen numerosas fuentes de alimentos que debe tratar de comer constantemente, y muchas de las que debe esforzarse por evitar.

Las fuentes de alimentos y los suplementos que ayudan a su cuerpo a regular los químicos y lo mantienen feliz incluyen grasas sanas, por ejemplo, las que se encuentran en el aceite de coco, los aguacates, las nueces y el salmón salvaje. La vitamina D es una mejora significativa, al igual que el magnesio. Se debe comer una cantidad adecuada de proteínas limpias, así como muchas verduras.

Tus químicos asumen una parte fundamental en tus sensaciones de dicha. Mantenerlos ajustados y trabajando para usted adecuadamente es importante para garantizar sensaciones de salud mental. Al mantener las reglas anteriores, en realidad querrá ajustar sus productos químicos y continuar con una existencia de felicidad y satisfacción.

Encuentra la clave para empezar cada día con euforia, energía e inspiración en "Empieza tu día con una cara feliz". Este ingenioso libro se sumerge en la fuerza innovadora de la alegría como la forma más ideal de comenzar el día y guiar su viaje por la vida.

Cargado con orientación pragmática, técnicas respaldadas por investigaciones e historias individuales, este libro revela el impacto significativo de los sentimientos positivos en nuestro bienestar psicológico y real.

Esto no es simplemente un libro; es una guía para lograr una perspectiva edificante a lo largo de la vida cotidiana, capacitando lecturas para confrontar consistentemente con el idealismo, la energía y la versatilidad. Ya sea que desee mejorar su resto de satisfacción, superar las cargas del día a día o simplemente comenzar el día con el pie derecho, "Comience el día con una cara feliz" es un amigo crucial.

¡Prepárate para dar la bienvenida al mundo felizmente y abrazar el deleite que la vida trae a la mesa! Comience su viaje hacia una vida más feliz, mejor y más satisfecha hoy con esta lectura motivadora.

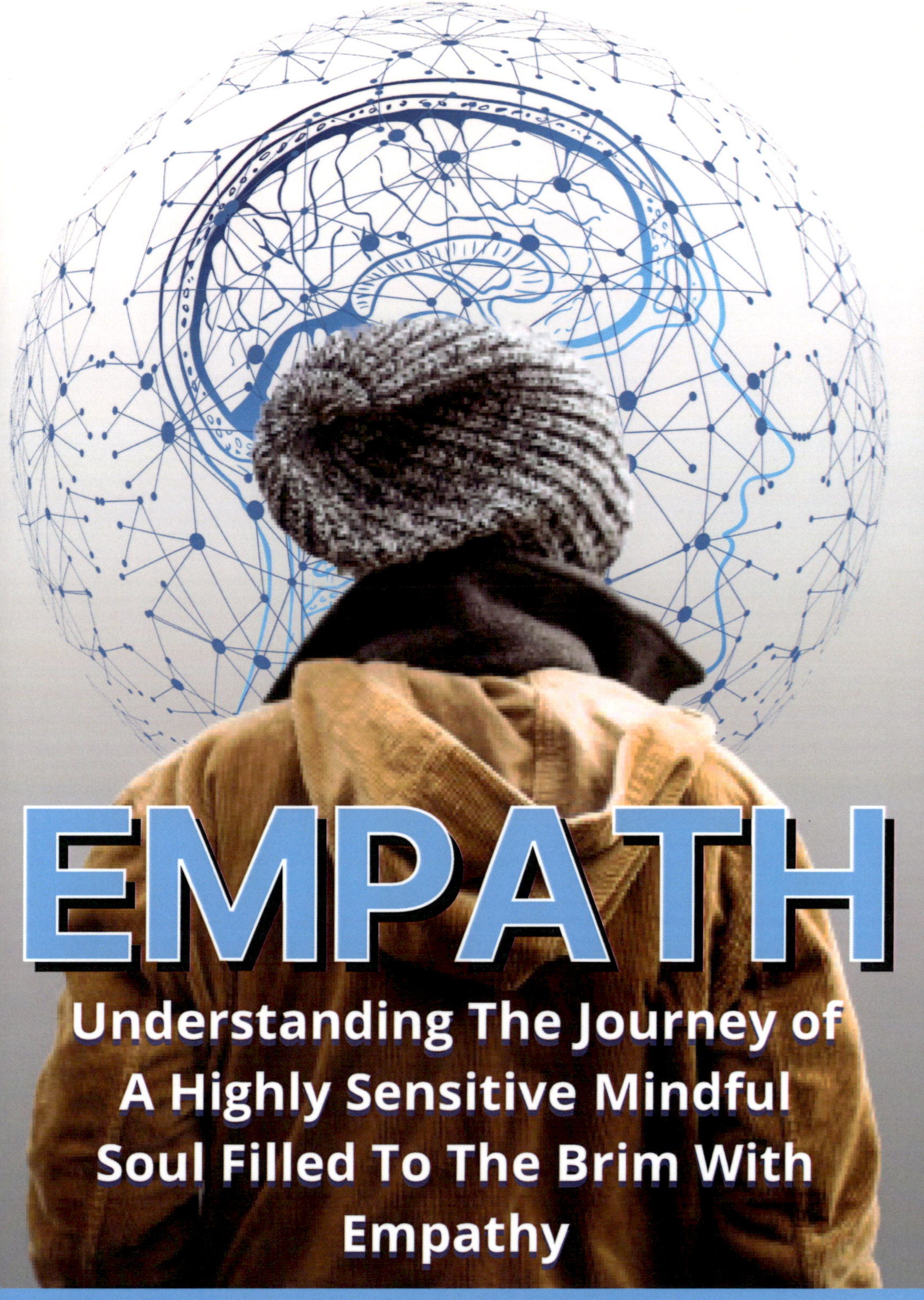

EMPATH
Understanding The Journey of A Highly Sensitive Mindful Soul Filled To The Brim With Empathy
Chloe B. Johnson